DES

HÉMORRHOIDES

ET

DE LEUR TRAITEMENT

D'APRÈS LA MÉTHODE

Du Docteur John Richard LUDLAM
(de New-York)

PROFESSEUR DE MATIÈRE MÉDICALE ET DE THÉRAPEUTIQUE
ANCIEN MÉDECIN DES HOPITAUX, ETC.

PAR

Le Docteur DIBOT

PRIX : 50 CENTIMES

PARIS

ADRIEN DELAHAYE ET ÉMILE LECROSNIER, ÉDITEURS
23, place de l'École-de-Médecine, 23

1881

DES
HÉMORRHOÏDES

ET

DE LEUR TRAITEMENT

D'APRÈS LA MÉTHODE

Du Docteur John Richard LUDLAM
(de New-York)

PROFESSEUR DE MATIÈRE MÉDICALE ET DE THÉRAPEUTIQUE
ANCIEN MÉDECIN DES HOPITAUX, ETC.

PAR

Le Docteur DIBOT

———

Prix : 50 CENTIMES

———

PARIS

ADRIEN DELAHAYE ET ÉMILE LECROSNIER, ÉDITEURS
23, place de l'École-de-Médecine, 23

———

1884

PRÉFACE

Les brillants résultats obtenus en Amérique, et pendant de longues années, par le docteur Ludlam, dans le traitement des hémorroïdes, l'ont engagé à faire connaître sa méthode en Europe, où la maladie qui nous occupe est très fréquente et où les moyens employés pour la combattre sont fort insuffisants, pour ne pas dire illusoires.

Peu de médecins en France ont fait des recherches spéciales sur la pathogénie et le traitement des hémorrhoïdes. Ils se sont bornés, le plus souvent, à recommander, comme nous le verrons plus loin, certaines précautions hygiéniques, l'application de sangsues et de quelques topiques calmants, les purgatifs et les astringents.

D'ailleurs, la plupart des praticiens considèrent cette affection comme très bénigne. Quelques-uns même envisagent la congestion des veines du rectum et le flux sanguin qui en est souvent la conséquence, comme un dérivatif favorable produit par la nature et qu'il faut respecter.

Pourtant, il ne s'agit point ici d'une maladie de peu d'importance, comme nous allons le démontrer bientôt. Elle mérite à tous égards l'attention des médecins; et les violentes douleurs ainsi que les accidents souvent mortels qu'elle détermine, doivent engager les malades hémorrhoïdaires à avoir recours au plus tôt à un moyen aussi sûr qu'inoffensif, capable de les guérir promptement.

Lorsque nous avons eu l'honneur d'être mis en rapport avec le docteur Ludlam à son arrivée en France, ce savant praticien a bien voulu nous faire connaître sa précieuse médication, fruit de patientes recherches et des expériences cliniques qu'il a faites en Amérique pendant trente ans avec un succès qui ne s'est jamais démenti.

Nous considérons comme un devoir d'humanité de vulgariser le traitement du docteur Ludlam, d'autant plus que les divers moyens qui ont été préconisés contre les hémorrhoïdes sont tous, comme nous allons le démontrer, insuffisants ou dangereux.

DES

HÉMORRHOÏDES

Les hémorrhoïdes sont des dilatations variqueuses des veines du rectum.

Elles peuvent avoir leur siège vers la fin de cette dernière partie de l'intestin, au-dessus du sphincter ou bien autour de la marge de l'anus. Dans le premier cas on leur a donné le nom d'*hémorrhoïdes internes;* dans le second, celui d'*hémorrhoïdes externes.*

Lorsqu'elles sont externes, ce qui est le cas le plus fréquent, ces dilatations sont peu prononcées à leur début et se montrent et disparaissent alternativement. Lorsque la maladie existe depuis un certain temps, la varice forme une petite saillie de la dimension d'une cerise ou d'une prune, tantôt dure et douloureuse, tantôt flasque et réductible. Elles sont alors bleuâtres et leurs parois sont minces. Plus tard, plusieurs petites saillies de ce genre s'adossent, et finissent par communiquer entre elles en constituant des tumeurs analogues à celles formées de tissu érectile. Cette transformation s'opère par suite de l'inflammation chronique déterminée par les dilatations variqueuses. Alors les hémorrhoïdes sont constituées par des tissus plus épais et ne présentant plus la teinte bleuâtre que nous avons notée plus haut.

La congestion violente des veines hémorrhoïdales et leur étranglement au niveau du sphincter de l'anus produisent souvent leur rupture, ce qui donne naissance aux hémorrhagies si fréquentes dans cette maladie. Elles provoquent aussi et entretiennent un état d'inflammation catarrhale de la muqueuse du rectum, laquelle se couvre de mucosités visqueuses blanchâtres que les malades rendent souvent en assez grande abondance.

Les caractères anatomo-pathologiques des hémorrhoïdes internes sont les mêmes. Elles ne se distinguent des hémorrhoïdes externes que par l'absence de tumeurs apparentes. Hâtons-nous d'ajouter que les hémorrhoïdes sont le plus souvent à la fois internes et externes.

Symptômes.

Les hémorrhoïdes de forme commune apparaissent généralement d'une manière périodique.

Le malade éprouve d'abord de la constipation, des démangeaisons et des douleurs à l'anus; parfois il est atteint de saignements de nez, de somnolence le jour et d'insomnie la nuit, de douleurs de la région des reins; il est irascible et de mauvaise humeur. Puis survient de la fièvre précédée parfois de frissons. C'est alors que les tumeurs hémorrhoïdales apparaissent et qu'elles provoquent des douleurs vives et brûlantes. Fort souvent, il se produit en même temps un flux sanguin plus ou moins abondant.

Au bout d'un temps variable les douleurs se dissipent, en même temps les tumeurs veineuses diminuent, puis disparaissent.

Ces attaques peuvent se présenter à des intervalles réguliers ou irréguliers. En temps ordinaire, les malades se plaignent de maux de tête, de dyspepsies, de douleurs musculaires. Ils sont affectés tantôt de constipation, tantôt de diarrhée. Lorsque les hémorrhoïdes sont internes, elles provoquent quelquefois des démangeaisons insupportables et des douleurs horribles; si elles sont volumineuses elles peuvent, pendant les garde-robes, s'étrangler au niveau du sphincter de l'anus et présenter les mêmes caractères que les hémorrhoïdes externes.

Peu à peu les accès que nous venons de décrire se rapprochent et bientôt la maladie devient chronique, en ne présentant plus que des exacerbations irrégulières.

Les tumeurs hémorrhoïdales sont alors permanentes et, suivant le cas, sont molles ou résistantes. Elles

s'accompagnent d'un écoulement de matières muco-
purulentes souvent mélangées de sang.

La constipation habituelle donne souvent lieu à
des hémorrhagies qui peuvent être très considéra-
bles lorsqu'une veine est lésée par les efforts de
défécation et la dureté que présentent quelquefois les
selles.

Accidents graves qui peuvent être la consé-
quence des hémorrhoïdes.

L'inflammation purulente que causent les tumeurs
peut s'étendre dans l'abdomen et provoquer une péritonite mortelle.

L'étranglement des bourrelets hémorrhoïdaux produit quelquefois leur gangrène, laquelle peut atteindre
le rectum et amener la mort.

On observe parfois aussi comme conséquence de
cette maladie les fissures de l'anus, lesquelles provoquent des douleurs intolérables surtout au moment des
selles et la chute du rectum. Les désordres liés aux
hémorrhoïdes et survenant dans d'autres parties de
l'organisme ne sont pas moins graves. Notons surtout
les hémorrhagies diverses (crachement et vomisse-
ment de sang), des vertiges, des apoplexies, des inflam-
mations de la vessie, des affections du foie et de la
rate, des coliques très violentes, des névralgies, des
paralysies, des affections organiques du cœur, etc., etc.
Les hémorrhagies fréquentes qui, comme nous l'a-
vons dit, sont parfois d'une abondance excessive, amè-

nent bientôt une anémie profonde caractérisée par de la pâleur, des hydropisies, des étouffements et des extravasations sanguines. C'est ce qu'on appelle la période de cachexie.

Causes.

Les hémorrhoïdes reconnaissent souvent comme cause, la constipation. Mais toutes les personnes constipées n'ont point des hémorrhoïdes. Il faut donc admettre que chez certains sujets il existe congénitalement un manque de résistance des parois veineuses.

L'hérédité a une grande influence sur la production des hémorrhoïdes. On rencontre quelquefois des familles entières qui en sont affectées. Elles sont plus rares dans l'enfance que chez l'adulte, et atteignent surtout les personnes qui par la nature de leur profession sont obligées de rester longtemps assises ou à cheval; celles qui se livrent à des excès de table, qui font un usage abusif des purgatifs violents, tels que l'aloès, par exemple, médicament qui congestionne vivement les veines du rectum; enfin celles qui s'adonnent avec excès aux plaisirs vénériens. Les sujets qui sont hémorrhoïdaires à l'âge adulte ont été atteints dans leur enfance de vertiges, de saignements de nez et d'hypochondrie; leurs veines sont généralement développées.

Traitement.

1° Précautions hygiéniques. — Les personnes qui

sont prédisposées aux hémorrhoïdes ou qui en sont atteintes doivent éviter, si c'est possible, de rester trop longtemps assises et se livreront à des exercices gymnastiques. Elles préviendront la constipation en prenant des aliments légers, laxatifs, et en s'administrant des lavements.

2° RÉGIME. — Les malades ne feront pas de repas trop copieux. Ils choisiront des aliments de facile digestion tels que le lait, le bouillon, les œufs à la coque très peu cuits, les légumes, les viandes prises en petite quantité. Leur boisson se composera d'eau rougie et préférablement de bière légère. Ils éviteront les excitants, surtout le café.

Médications.

Les médications les plus diverses ont été conseillées contre les hémorrhoïdes.

Nous allons les passer successivement en revue et en faire apprécier les inconvénients, voire même les dangers. Ce sont ces déplorables résultats qui ont fait penser aux gens du monde et à quelques médecins qu'on ne devait point faire disparaître les hémorrhoïdes, mais qu'il fallait les considérer comme une sorte d'exutoire nécessaire à la santé.

Il suffit de rappeler les accidents redoutables auxquels expose l'affection pénible qui nous occupe pour que le lecteur fasse justice de cette manière de voir. Ce n'est point la *guérison* des hémorrhoïdes qui est à craindre, car une cure réelle et complète est toujours

désirable, mais c'est la suppression des tumeurs veineuses, de la sécrétion muco-purulente et des hémorrhagies, par des moyens perturbateurs, qui ne peuvent
modifier ni le manque de résistance, ni la texture des
veines du rectum, ni les dyspepsies et la paresse des
fibres musculaires de l'intestin, ni la constipation
qu'elles déterminent.

Ce sont ces moyens nuisibles que nous allons faire
connaître avant de parler de notre médication :

1° Emissions sanguines. — Les applications de sangsues ont été très vantées par la plupart des médecins
et cela avec un semblant de raison. Cette déplétion
sanguine a eu souvent pour effet de diminuer la ten-
sion des veines du rectum et partant la douleur pro-
voquée par la turgescence de celles-ci. Mais nous nous
hâterons d'ajouter qu'elle augmente aussi la faiblesse
de résistance des parois veineuses et que partant elle
favorise de nouvelles fluxions hémorrhoïdales.

Le docteur Valleix, dans son *Guide des médecins
praticiens*, est d'ailleurs obligé de reconnaître que
« *le degré d'action des émissions sanguines n'a pas été
suffisamment recherché.* »

2° Purgatifs. — Les purgatifs de tous genres ont
été prescrits pour remédier à la constipation qui pré-
cède presque toujours l'apparition des hémorrhoïdes.

Cette pratique a paru rationnelle ; mais on s'est
aperçu bientôt que si l'administration d'un purgatif
était suivie de selles plus faciles et plus abondantes,
cet effet favorable faisait place, le plus souvent, à

une constipation de plus en plus opiniâtre. Les purgatifs doivent donc être abandonnés.

3° ASTRINGENTS. — Parmi les astringents figurent
surtout l'*alun*, l'eau *vinaigrée*, l'*eau blanche*.

Ils sont incapables de modifier la maladie dans son
ensemble et doivent être proscrits.

Le docteur Valleix s'exprime ainsi relativement à
leur emploi. « Ce sont encore des moyens *regardés
comme dangereux* et qu'on ne conseille de mettre en
usage que dans les cas où le flux hémorrhoïdal paraît
passif.

« Mais est-il facile, est-il même possible de reconnaître qu'un pareil flux est réellement passif ? Voilà ce
qu'il faudrait établir avant de proposer cette médication. »

Pommades et suppositoires.

Toutes les pommades et les suppositoires qui ont
été recommandés contiennent des médicaments narcotiques (surtout de l'opium et de la belladone) qui
ont pour but de soulager les douleurs parfois si in-
tenses que causent les hémorrhoïdes. Malheureuse-
ment pour les malades qui ont recours à ces topiques,
les douleurs ne sont que faiblement soulagées sous
leur influence, et cela par la raison qu'elles sont dues
au gonflement, à l'inflammation des tumeurs et qu'elles
persistent jusqu'à ce que la résolution de celles-ci se
produise.

Le Dr Valleix ratifie en ces termes l'opinion que
nous venons d'émetttre : « Il ne faut pas oublier, dit-

il, que la douleur souvent excessive est produite soit par la simple distension et par l'afflux du sang, soit par une inflammation réelle. *Aussi voit-on bien souvent les moyens précédents* (narcotiques) *manquer complétement leur effet.* »

Les traitements qu'on a préconisés contre les hémorrhoïdes *anciennes* ne sont pas moins nuisibles. On a proposé l'extirpation des tumeurs par la *ligature* et par l'*excision ;* on a tenté de les détruire par le *fer rouge* et les *caustiques,* tels que les *acides,* le *chlorure d'antimoine,* etc.

Ces opérations fort graves exposent les malades aux dangers d'une phlébite, d'une infection purulente et d'une péritonite, accidents rapidement mortels.

Spécifique du docteur Ludlam.

Il n'est pas de mot plus juste et plus concis en même temps pour désigner la médication du Dr Ludlam ; en effet, elle a une action directe et élective sur les veines du rectum, lesquelles sous son influence se dégonflent avec une grande rapidité. Puis, s'il existe une hémorrhagie, elle cesse bientôt par la disparition de la congestion et la réparation des altérations vasculaires qui ont permis au sang de se répandre.

En outre, le spécifique Ludlam combat victorieusement la dyspepsie ainsi que la constipation qui, comme nous l'avons vu, coïncident le plus ordinairement avec les hémorrhoïdes.

Lorsque les tumeurs sont anciennes, permanentes, qu'elles ont acquis une consistance, une épaisseur et une texture autres que dans les cas aigus, on concevra qu'il faille un certain temps pour en obtenir la résolution. Pourtant, nous avons été surpris de la promptitude relative avec laquelle ces engorgements se fondent, pour ainsi dire, sous l'influence de notre médication. Il suffit d'un mois ou deux pour obtenir cet heureux résultat.

Le spécifique du Dr Ludlam constitue donc une médication complète, s'adressant tant aux lésions qu'aux symptômes, c'est-à-dire à la maladie dans tout son ensemble.

Il a l'immense avantage de n'être composé que de substances végétales, tout à fait inoffensives.

Les agents qui entrent dans sa composition sont l'*œsculus hippocastanum* et l'*hamamelis virginiana* à l'état d'alcoolatures. Le *spécifique Ludlam* n'est donc pas un remède secret, il est formulable par MM. les médecins qui connaissent ainsi les médicaments qu'ils emploient, avantages que ne présentent pas beaucoup de préparations médicinales.

HISTOIRE NATURELLE DE CES MÉDICAMENTS. — 1° *Æsculus hippocastanum*, arbre de la famille des Erables (Heptandrie monogynie de Linnée), originaire des Indes Orientales. Il est maintenant cultivé en Amérique et dans presque tous les pays de l'Europe. Composition de l'écorce : matière astringente rougeâtre, huile verdâtre, matière colorante, jaune acide, gomme et liqueur. Le fruit, dit marron d'Inde, est amer et astringent. Il contient beaucoup de fécule, de la cellulose avec quelques autres substances. Canzonieri y a trouvé une matière non azotée et cependant alcaline pouvant se combiner à l'acide sulfurique et constituant ainsi un sel cristallisé en aiguilles soyeuses. Il lui a donné le nom d'Æsculine. Ce n'est pas un alcaloïde ; Wurtz le range parmi les glucosides ; sa solution aqueuse est bleue par reflexion, incolore par transmission.

Depuis les temps les plus reculés, les habitants des Indes Orientales ont reconnu que le fruit de l'Æsculus, porté constamment dans la poche, préserve des souffrances hémorrhoïdales. Cette action prophylactique s'explique par les émanations miasmoïdiques de ce fruit.

2° *Hamamelis virginiana* (charme à noisettes), arbrisseau croissant en Amérique, appelé vulgairement Winter-Bloom ; Snapping-Halzenut ; Spottedt-aider. Il se compose de plusieurs troncs flexueux, naissant d'une même racine et mesurant de 1 à 2 pouces de diamètre, sur 10 à 12 pieds de haut. Ces troncs présentent une écorce lisse et tachetée. L'Hamamelis croît spécialement dans les bois humides ; il fleurit en septembre et novembre à la chute des feuilles. Les graines arrivent à maturité l'été suivant. Le Dr Ludlam a remarqué que suivant l'époque son activité était nulle ou très grande, ce qui du resté ne fait que confirmer cette remarque d'un grand nombre de savants, que les plantes, suivant la saison où elles sont récoltées, présentent de grandes différences d'activité thérapeutique.

Au surplus, pour posséder toute leur efficacité, les alcoolatures, comme leur nom l'indique du reste, doivent être faites avec les plantes fraîches et avoir une macération de plusieurs jours.

La difficulté de se procurer l'hamamelis virginiana (plante américaine) et toutes les considérations qui précèdent nous ont engagé à faire préparer toujours à l'avance cette alcoolature par un pharmacien de 1re classe de Paris, ancien interne des hôpitaux, 34, boulevard Haussmann.

Le spécifique sera pris à la dose de 24 gouttes par jour.

Dans les cas aigus, le malade versera les 24 gouttes dans un verre d'eau et en prendra une cuillerée à soupe toutes les heures.

Dans les cas chroniques, il prendra 8 gouttes le matin, une heure avant de déjeuner ; 8 gouttes vers 4 heures de l'après-midi, et 8 gouttes le soir au moment du coucher. Chaque dose de 8 gouttes sera incorporée dans une cuillerée d'eau.

Lorsque l'amélioration sera produite, ou la guérison obtenue, il sera prudent que les malades prennent encore pendant quelques mois, d'une manière préventive, 10 gouttes matin et soir.

On trouvera toujours préparé à l'avance, le spécifique du Dr Ludlam, à la pharmacie du Helder, 34, boulevard Haussmann, chaussée d'Antin, qui se charge de l'expédier franco contre mandat-poste de 3 fr. 50 aux personnes qui lui en feront la demande.

1858-80. — CORBEIL. — Typ. et stér. CRÉTÉ.

9 782019 247072